Important : les informations relatives aux médicaments destinés au sevrage tabagique cités dans ce livre ne sont données ici qu'à titre informatif. Elles ne sauraient se substituer à la prescription avisée d'un médecin.

Direction de la publication :
Isabelle Jeuge-Maynart et Ghislaine Stora
Direction éditoriale : Aurélie Starckmann
Responsable d'édition : Thierry Olivaux
Édification des textes : Vanina Pialot
Mise en page : Nord Compo
Lecture-correction : Nord Compo
Illustrations : Shutterstock
Couverture : Eliott Joussain et Anna Bardon
Fabrication : Ombeline Canaud

ISBN 978-2-03-594867-0

Achevé d'imprimer en Espagne par UNIGRAF SL
Dépôt légal : janvier 2019
320637/01 - 11036783 - décembre 2018

LES MINI LAROUSSE

Les 50 règles d'or pour arrêter de fumer

Dr Martine Kuperminc

LAROUSSE

21 rue du Montparnasse 75283 Paris Cedex 06

Sommaire

AVANT L'ARRÊT : JE ME PRÉPARE

JE COMMENCE À AGIR

ÇA Y EST, J'ARRÊTE

APRÈS L'ARRÊT : JE SUIS UN(E) EX-FUMEU(R)SE

Vous ne voulez pas encore vraiment arrêter ? Vous êtes normal(e) !

On nous répète à longueur de temps qu'il faut arrêter car fumer entraîne ceci, cela et encore autre chose. De fait, nous savons tous que fumer donne des maladies graves, si ce n'est mortelles. Pourtant, personne n'a envie d'arrêter spontanément, sans de solides raisons personnelles.

NE PAS AVOIR ENVIE D'ARRÊTER, C'EST NORMAL…

On a beau le savoir, ça ne compte pas vraiment. Les risques sont une abstraction lointaine en dépit des messages publicitaires anxiogènes pour l'arrêt du tabac ; les problèmes de santé, c'est pour les autres. Preuve en est, la caste des fumeurs compte dans ses rangs d'éminents médecins pneumologues ou cancérologues, qu'on ne peut guère taxer d'ignorance quant aux risques encourus ! Car même si c'est mal, la cigarette, c'est aussi du plaisir, une béquille psychologique contre le stress ou l'anxiété, la récompense après l'effort, le coup de fouet pour garder les idées claires, et tant d'autres choses.

À MÉDITER

Arrêter de fumer, c'est regagner, en moyenne, **5,5 ans d'espérance de vie** par rapport à un fumeur (*voir p. 84*).

… MAIS VIVRE SANS TABAC, VOUS SAVIEZ LE FAIRE !

Vous n'êtes pas né la cigarette au bec, vous avez vécu des années durant sans tabac, toute votre enfance, voire plus longtemps. Peut-être avez-vous commencé au collège, ou à la maison en piquant les cigarettes de votre grand frère ou de votre mère, ou plus tard, à l'université ou au travail.

Mais quel que soit l'âge auquel vous avez commencé, votre corps avait su, jusque-là, se passer sans problème du tabac. Pourquoi ne pourrait-il pas le refaire ? **C'est la bonne nouvelle : il n'y a rien de plus naturel que de ne pas fumer !**

Quel type de fumeu(r)se êtes-vous ?

Pour en finir avec le tabac, vous devez identifier la, ou plutôt les raisons qui vous font fumer. Cet exercice vous mettra sur la voie des bons remplacements à faire pour ne pas souffrir !

DÉCODEZ VOTRE PROFIL

C'est décidé, vous arrêtez de fumer. Vous avez mesuré votre dépendance, votre motivation, vous êtes prêt. Vous allez avancer seul, à moins que vous ne préfériez consulter un professionnel pour établir une véritable stratégie. **Dans tous les cas, vous avez intérêt à bien connaître le type de fumeu(r)se que vous êtes.**

Pourquoi allumez-vous cette cigarette à ce moment-là ? Pour le plaisir ? Machinalement ? Pour calmer un manque ? Pour vous détendre ?

En apprenant à décrypter vos moments cigarette, vous découvrirez comment mieux résister à l'envie d'en griller une...

Aucun fumeur ne rentre évidemment dans une seule case et, selon la période de la semaine, de l'année ou même au cours de la journée, vous mixez forcément plusieurs tendances. Lisez les 6 profils qui suivent, vous vous reconnaîtrez forcément !

Et si vous fumez pour maigrir, on peut faire moins nocif et plus efficace (*allez p. 66, 68*).

« JE N'EN FUME QU'UNE OU DEUX PAR JOUR »

Sans doute vous dites-vous : je fume si peu, ça n'est pas grave. Or fumer beaucoup n'est pas tellement pire, **c'est l'irritation bronchique quotidienne qui est dangereuse**. Que l'on fume une cigarette par jour ou un paquet, le danger est là, il faut arrêter. Si vous ne vous sentez pas capable de vous en passer d'un coup, vous pouvez commencer par ne fumer qu'1 jour sur 2 ou 3, etc., ou seulement le week-end. Mais ayez pour objectif final l'arrêt total.

RÈGLE 3

Pour vous, cigarette rime avec « besoin »

C'est clairement la cigarette de la dépendance physique, celle qui vous fait ressentir l'état de manque.

Vous êtes malheureux et angoissé quand vous prenez l'avion. Vous choisissez vos restaurants pour leur terrasse fumeurs plus que pour le menu. Il vous arrive d'arpenter la ville en pleine nuit pour trouver le dernier débit de tabac encore ouvert. Vous vous penchez à la fenêtre ou sortez fumer quand vous êtes chez vos amis non-fumeurs, et craquez parfois jusqu'à allumer une cigarette en présence des enfants...

➤ **Les substituts nicotiniques peuvent vous aider.** Comme l'héroïnomane, vous avez besoin d'un produit de substitution adapté : un patch de 21 mg par 24 heures ne comblera pas le manque si vous fumez 30 ou 40 cigarettes par jour, car vous absorbez jusqu'à 100 mg de nicotine par jour ! Votre médecin peut vous guider. *Allez p. 20, 42, 44.*

Pour vous, cigarette rime avec « plaisir » et « détente »

La cigarette « plaisir », c'est celle dont on se souvient avec nostalgie longtemps après avoir arrêté, jusqu'à, parfois, en rêver la nuit !

C'est la cigarette du petit café après le repas, du retour à la maison après une journée de travail, la cigarette-récompense, celle de la pause détente entre deux tâches rondement menées... C'est aussi la cigarette conviviale, qui rassemble lors d'une soirée entre amis autour d'un apéritif, ou qui permet de s'isoler sur le balcon pour quelque confidence...

➤ Elle est **à l'origine de nombreux échecs de sevrage**. On a beau être pleinement conscient que les cigarettes nous enchaînent et nous intoxiquent, le désir de cette cigarette-là peut balayer toute volonté en un instant... Pour autant, ne désespérez pas : décrypter ce mécanisme, c'est déjà se donner les moyens de le combattre. *Allez p. 38, 40, 86.*

Pour vous, cigarette rime avec « habitude »

La cigarette « habitude » fait que vous êtes à peine conscient de votre geste.

La cigarette est devenue un prolongement de votre bras, de votre bouche. Une part de votre identité – du moins en apparence. Cette cigarette ne correspond à aucun besoin réel, ni physique ni psychologique.

Tous les fumeurs, quel que soit leur profil, consomment quelques cigarettes « habitude » dans leur journée : celle qu'on allume machinalement en attrapant le téléphone, par exemple...

➤ Apprenez à **repérer ces cigarettes dans votre quotidien**. Le simple fait d'en prendre conscience et de s'apercevoir qu'elles relèvent du geste mécanique les rendra de moins en moins indispensables, plus faciles à éviter. Il suffit d'attendre quelques minutes, et l'envie disparaîtra d'elle-même (*allez p. 27, 36*). Une fois disparues, ces envies ne reviendront plus.

Pour vous, cigarette rime avec « médicament »

La cigarette est votre antistress, peut-être votre automédication contre le mal-être.

Vous fumez juste avant une réunion importante, un entretien. Et après. Vous en grillez une en cas de contrariété, ou lors d'une dispute. Chaque cigarette vous permet de maîtriser vos émotions. Si vous êtes d'un naturel anxieux, si vous souffrez de déprime, vous n'avez pas forcément conscience que la cigarette vous aide à réguler votre moral.

➤ **Toutes les techniques de relaxation et de gestion du stress** vous sont indiquées. Il vous faudra identifier les émotions associées au geste, et trouver d'autres ressources en vous (*allez p. 56, 58, 60, 62*). D'autant que la cigarette est un faux ami antistress (*voir p. 41*) !

➤ Attention à la déprime, voire à la dépression, possible au moment du sevrage (*voir p. 72*). Une aide médicale peut s'avérer indispensable, consultez.

Pour vous, cigarette rime avec « stimulation »

Vous recherchez le côté dopant de la nicotine. Vous êtes de ces fumeurs qui utilisent la cigarette pour se sentir au mieux de leurs capacités, dans la plénitude de leurs moyens.

Vous en allumez une pour vous stimuler au moment de vous plonger dans le travail, quand il faut rédiger un rapport, trouver une solution à un problème… C'est aussi la cigarette « antifatigue », celle dont vous appréciez l'effet excitant le matin au réveil ou à l'heure du coup de barre en début d'après-midi.

➤ En tout début de sevrage, vous risquez de vous sentir moins performant au travail et de peiner à fournir les mêmes efforts intellectuels que d'habitude. **Trouvez d'autres stimulants** : vitamine C, carré de chocolat, petit café… C'est le moment ou jamais de vous mettre au sport pour **vous offrir des « shoots » naturels aux endorphines** (*voir p. 66*) !

Pour vous, la cigarette trompe l'ennui

Vous avez peur d'être désœuvré, vous ne savez pas quoi faire de vos mains, vous ne supportez pas de vous sentir inoccupé quand vous attendez quelqu'un..

Vous fumez dès qu'un moment creux arrive. Vous en grillez une en attendant votre rendez-vous, votre train, votre dessert... Ne rien faire vous insupporte ; vous ne savez pas comment passer le temps. Sans doute avez-vous peur de vous retrouver face à vous-même. L'idée de vous ennuyer vous paralyse dans votre démarche d'arrêt.

➤ Il va impérativement falloir **trouver des activités qui vous plaisent**. Pensez aussi à avoir sous la main de petits objets à manipuler, plutôt que briquet ou cigarette ; vous pouvez aussi télécharger des jeux sur votre téléphone pour tromper l'attente, retrouver le plaisir de lire... Peut-être un travail intérieur, pour vous apprécier à votre juste valeur, sera utile. *Allez p. 40, 49, 66.*

Où en êtes-vous avec le tabac ?

Avec le tabac, on commence content de soi (sinon on ne commencerait pas !), et puis à la fin, on souhaite tous ne plus fumer ou ne jamais avoir commencé.

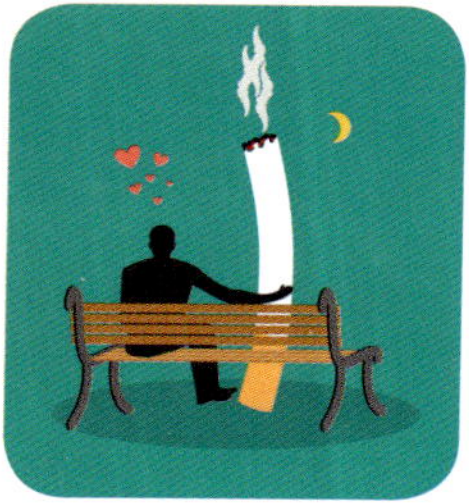

➤ **Stade 1. Vous êtes un fumeur heureux :** vous fumez depuis peu ; vous aimez sortir votre paquet, allumer votre cigarette, la tenir. Fumer vous donne un style. Vous n'avez pas l'intention d'arrêter.

➤ **Stade 2. Vous commencez à penser à un arrêt :** vous êtes bien conscient(e) que fumer est (très) dangereux et vous enchaîne. Sans parler de l'odeur du tabac froid. Vous commencez à vous dire qu'il est peut-être temps de penser à arrêter. Pour autant, vous n'avez pas encore une énorme envie de stopper.

C'EST ENTENDU, LA CIGARETTE, C'EST DANGEREUX

Tous les fumeurs connaissent, peu ou prou, ce à quoi ils s'exposent en fumant. Au-delà de quelques informations indispensables, je ne vais pas m'appesantir sur la question dans ce livre. Si ces données peuvent éviter aux plus jeunes de commencer, je les trouve inutilement anxiogènes dans le cadre d'un arrêt, comme les photos sur les paquets de cigarettes. À quand des messages qui donnent envie d'arrêter et montrent le bon côté des choses ?

➤ **Stade 3. Vous avez pris la décision d'arrêter :** à force de réfléchir et de vous préparer, ça y est, vous êtes dans les starting-blocks. Vous allez devenir un ex-fumeur.

➤ **Stade 4. Vous avez arrêté :** c'est parti, vous êtes un ex-fumeur, fier de l'être.

➤ **Stade 5. Vous consolidez vos acquis.** Restez vigilant, car une rechute est toujours possible. Dans ce cas, il n'y a plus qu'à recommencer : chaque nouvelle tentative sera plus facile que la précédente, jusqu'à l'arrêt définitif (*voir p. 88*).

Il n'est jamais trop tard pour arrêter

Peut-être vous dites-vous : je fume depuis tant d'années, à quoi bon maintenant, il est trop tard... Or, il y a toujours un gain pour votre santé, quel que soit le moment où vous arrêtez.

VOUS ALLEZ GAGNER EN QUALITÉ DE VIE...

Déjà, en arrêtant, l'idée permanente que vous ne devriez pas fumer va disparaître. L'insatisfaction d'être un esclave, aussi. Vous allez **couper court au vieillissement accéléré** de vos poumons, de votre peau, de tout votre corps en fait. Vous allez **améliorer votre capacité respiratoire**. Et vous n'aurez pas besoin d'attendre des années pour cela : les premiers bénéfices de l'arrêt sont quasi-immédiats (*allez p. 82*). Sans parler de l'argent économisé (*p. 69*).

... MÊME SI LA CIGARETTE A DÉJÀ FAIT DES DÉGÂTS

Si vous souffrez déjà de problèmes respiratoires, la perte de votre souffle va être enrayée et vous tousserez beaucoup moins (après le sevrage). Vous allez faire reculer la maladie, peut-être éviter le respirateur, **dans tous les cas être mieux**

Arrêter, c'est aussi réduire son risque de maladie cardiovasculaire, dont l'infarctus du myocarde, et le risque de rechute si vous en avez déjà eu un. Et bien sûr, arrêter fait également reculer le risque cancéreux, y compris celui de développer un second cancer si vous en avez déjà (eu) un.

« MAIS DE TOUTE FAÇON, L'AIR EST POLLUÉ ! »

On peut être tenté de se dire que pff, de toute façon, l'air est tellement pollué (par le trafic automobile en ville, par les pesticides à la campagne, par les fumées industrielles près des usines) qu'arrêter ne changera pas grand-chose. Rien de plus faux : seuls 5 % des décès par cancer du poumon sont dus à la pollution. Le tabac, lui, est à l'origine de 8 cancers sur 10 chez l'homme et 7 sur 10 chez la femme.

Je connais mon ennemi

Les cigarettes dégagent plus de 4 000 composés chimiques pendant leur combustion. En tout, vous inhalez au moins 90 substances cancérigènes.

QUE CONTIENT MA BOUFFÉE ?

La fumée de cigarettes est constituée d'un mélange de gaz et de particules en suspension.

➤ Les particules se déposent sur les doigts, les dents, les parois des voies respiratoires, les vêtements, les murs… Elles comprennent **de la nicotine** (*voir p. 20*) **et des goudrons**. De ces derniers, plus de 4 000 molécules ont été identifiées à ce jour. Nombreuses sont cancérigènes (hydrocarbures aromatiques, nitrosamines, polonium radioactif) ; d'autres joueraient un rôle dans l'addiction. Si l'on fume un paquet de cigarettes par jour, on absorbe en moyenne 2 pots de yaourt de goudrons à l'année !

➤ La phase gazeuse renferme notamment **du monoxyde de carbone** (qui réduit l'oxygénation de l'organisme) et **de nombreux composés**

irritants (aldéhyde formique, acide cyanhydrique, formol, ammoniac, benzène).

➤ De plus, de nombreuses cigarettes renferment des additifs (arômes, composés relevant du secret industriel) **qui augmenteraient l'addiction**.

BIEN AU-DELÀ DES POUMONS

Les toxiques de la fumée attaquent les poumons, bien sûr, mais aussi le système circulatoire et le cœur, la bouche, la langue, la gorge, la trachée, la vessie et les reins, et augmentent le risque de cancer du sein, de l'utérus, du pancréas…

LA TROMPERIE DES CIGARETTES « LIGHT »

Si l'appellation est interdite depuis 2003, elles existent toujours. Leur composition est la même que celle des cigarettes classiques, mais avec de petits trous dans le filtre, pour diluer la bouffée. En théorie. Car le fumeur, avec ses doigts, bouche une partie des perforations ; de plus, inconsciemment, il tire des bouffées plus longues et plus profondes pour « avoir sa dose ».

Qu'est-ce que la nicotine ?

Dans la nature, elle protège les plants de tabac des insectes. D'autres plantes de la même famille en produisent également : pomme de terre, aubergine, tomate, piment... Pour autant, vous ne squattez pas votre potager pour les mâchonner, pas plus que vous ne les faites sécher pour les fumer !

LA NICOTINE, PAS FORCÉMENT ADDICTIVE

On sait aujourd'hui que la nicotine seule ne provoque pas d'addiction. Mais n'allez pas vous chercher de mauvaises excuses : **ce n'est pas pour autant que le tabac n'est pas une drogue** ! Il contient diverses substances qui, seules ou avec la nicotine, induisent une dépendance, laquelle est encore potentialisée par les additifs. De plus, la nicotine est bien **une substance psychotrope stimulante**. La bonne nouvelle, c'est qu'en ayant recours à des substituts (*voir p. 42*) ou à la cigarette électronique avec nicotine (*voir p. 46*), vous ne remplacez pas la cigarette par un autre produit addictogène.

LES EFFETS DE LA NICOTINE SUR L'ORGANISME

La nicotine provoque l'éveil, un certain bien-être, augmente la pression artérielle, accélère le rythme cardiaque. Elle élève la glycémie (effet coupe-faim), et accélère le transit intestinal. Mais en cas de surdosage – si l'on fume trop ou trop vite par rapport à son propre équilibre ou que l'on utilise un substitut mal dosé –, elle peut provoquer des nausées, des maux de tête, ou faire tourner la tête.

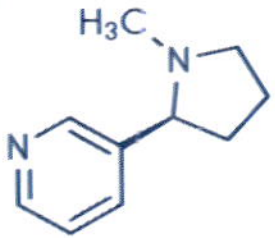

L'INTOXICATION À LA NICOTINE

L'ingestion de nicotine peut provoquer une intoxication, **qui impose d'aller à l'hôpital** : vomissements, hypersalivation, douleurs abdominales, diarrhée, sueurs, étourdissements… Dans les cas les plus graves, l'intoxication peut aller jusqu'à la gêne respiratoire, l'effondrement de la pression artérielle, des convulsions, le coma. Les doses dangereuses sont évidemment beaucoup plus vite atteintes chez l'enfant. **Ne laissez en aucun cas vos patchs, vos gommes, vos recharges d'e-cigarettes ou vos mégots à portée des enfants.**

La souffrance n'est pas un passage obligé

Vous souhaitez arrêter, mais d'un autre côté, vous êtes terrifié à l'idée de franchir le pas. Car la croyance est bien ancrée qu'il s'agit d'une épreuve horrible. Or, croyez-moi, c'est loin d'être difficile pour tout le monde !

On nous fait croire qu'il est très difficile d'arrêter de fumer, alors que, somme toute, on ne se sent pas si mal en fumant, ou en tout cas la cigarette nous en donne-t-elle l'illusion.

L'industrie du tabac, dont c'est le gagne-pain, a tout à y gagner... Pourtant, il est important que vous soyez bien convaincu que **tous les arrêts ne sont pas difficiles**. Je ne compte plus les patients qui, pourtant à l'origine persuadés qu'ils s'attaquaient à l'Everest sans préparation, me disent, au final : « Docteur, c'est incroyable, en fait ça n'est pas si difficile ! »

EFFORT NE VEUT PAS DIRE SOUFFRANCE

Le secret de l'arrêt du tabac, c'est de savoir à quoi ça vous sert pour faire les bons remplacements (*voir p. 40*). Si les choix sont les bons, personne ne se rendra compte que vous êtes en train d'arrêter, vous ne serez ni nerveux, ni imbuvable, et on ne vous suppliera pas de reprendre ! **Il ne faut pas se voiler la face, il y aura des efforts à faire**, mais effort ne veut pas dire souffrance.

SI ÇA SE TROUVE, VOUS N'ÊTES PAS DÉPENDANT

Nous ne sommes pas égaux : tout le monde n'est pas dépendant à la cigarette (*voir p. 50*). En outre, chacun fume pour des raisons différentes. En revanche, une chose est sûre : **la peur d'arrêter enclenche un cercle vicieux**. Plus on a peur, plus on fume… donc moins on arrête ! Et plus on culpabilise !

Si seul, cela vous semble insurmontable, n'hésitez pas à vous faire aider (*voir p. 80*). Le monde des tabacologues est vaste : médecin, pharmacien, chirurgien-dentiste, psychologue, infirmi(er)ère, sage-femme ou « sage-homme »…

Motivez-vous, changez de perspective

Ne vous focalisez pas sur le manque à venir. Concentrez-vous au contraire sur tous les bons côtés de l'arrêt !

RÊVEZ À VOTRE AVENIR DÉSENFUMÉ

➤ Votre vie sans cigarette ? Plus simple ! Plus besoin de chercher où fumer, de vérifier votre stock, les voyages sont moins inquiétants…

➤ Les risques de maladie grave s'estompent (*voir p. 82*).

➤ Vous donnez le bon exemple à vos enfants et n'imposez plus le tabac à votre entourage.

➤ Votre pouvoir d'achat est augmenté.

➤ Votre teint est moins gris, et l'avancée des rides ralentie.

➤ Si vous êtes enceinte ou envisagez une grossesse, vous offrez un environnement intra-utérin sain à votre bébé.

➤ Vous allaitez ou comptez allaiter ? Votre lait n'est pas/plus aromatisé au tabac brûlé.
➤ **Votre esclavage est terminé.**

VOUS, EN MIEUX

Vous ne pouvez pas renier votre passé de fumeur. Mais **fumer n'est pas votre identité, c'est juste un accessoire toxique**, un doudou-poison : vous serez toujours vous, mais un vous en meilleure forme et qui sent bon.

Bannissez les pensées négatives du style « je n'y arriverai jamais » ou « c'est sinistre de ne pas fumer ». C'est l'emprise du tabac qui vous fait penser cela : **bien sûr que si, vous pouvez y arriver**, et bien sûr que les non-fumeurs ont aussi une vie intéressante ! Croyez-moi : **arrêter n'est pas un parcours du combattant, mais une libération.** Connaissez-vous un ex-fumeur qui regrette de ne plus fumer ? Ou un fumeur ayant repris heureux d'avoir rechuté ?

L'arrêt du tabac étant un processus de maturation, toute action – aussi petite soit-elle –, permet d'avancer. Commencez à agir (*allez p. 26, 27, 28*) ! Toutes les petites victoires accumulées vont vous inciter à continuer.

RÈGLE 14

Changez de marque et/ou passez aux roulées

Cassez vos habitudes. C'est un premier changement qui a déjà son importance sur le chemin de l'arrêt.

➤ **Optez pour un tabac sans additifs**. Sucre, cacao, vanille, composés secrets… sont là pour améliorer le goût du tabac et augmenter la dépendance (et certains rendent les cigarettes encore plus cancérigènes). Le menthol est particulièrement délétère, car il fait inhaler la fumée plus profondément (les mentholées vont d'ailleurs être interdites en Europe à compter de 2022). Aussi fumer – un temps – sans additifs peut-il aider à décrocher.

➤ **Passez aux roulées.** Cela prend un peu de temps de rouler ; et au moment où la cigarette est prête, l'envie peut avoir disparu. Bien sûr, dans ce cas, détruisez votre œuvre : toute l'astuce réside dans le temps de fabrication. Évidemment, ne préparez pas votre stock de roulées le matin avant de partir travailler !

Attendez 3 à 5 minutes avant de fumer

Vous avez envie d'en griller une ?
Ne passez pas à l'acte tout de suite.

➤ **Une envie de fumer dure généralement 2 à 3 minutes.** Si vous attendez un peu, vous aurez la bonne surprise de voir certaines envies disparaître d'elles-mêmes. Ne cédez alors pas à l'habitude, et ce sera une de gagnée, puis une autre… **Ce système ne marchera pas forcément pour toutes les cigarettes** – même si certains peuvent arrêter complètement grâce à cette simple technique.

➤ **Profitez-en pour tenir un carnet de bord.** À chaque envie, notez sa position (1re, 5e, 10e ?), l'heure, la force du besoin (de 1 à 5), les circonstances (lieu, personnes présentes, etc.), les pensées et les sensations du moment. Vous y verrez plus clair et serez mieux équipé(e) pour lutter contre chaque pulsion de façon appropriée (*allez p. 40*).

Ne culpabilisez pas si vous ne parvenez pas à tenir ce carnet : inutile de vous rajouter du stress.

Choisissez votre jour J

Fixez-vous un jour, par exemple lundi prochain, et tenez-vous-y !

FIXEZ UNE DATE

Mon expérience me l'a largement prouvé : si vous ne fixez pas une date, vous trouverez toujours une bonne excuse pour ne pas arrêter. Cet arrêt peut être brutal, du jour au lendemain, ou progressif, pour découvrir petit à petit ce qui se passe...

➤ **Une date symbolique peut aider :** votre anniversaire, le Nouvel An, un déménagement, l'achat d'une nouvelle voiture, un test de grossesse positif...

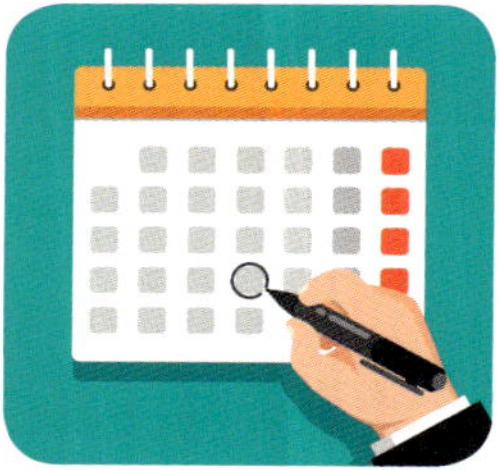

➤ **Mais il y a des moments à éviter :** une période d'examens si vous êtes étudiant(e), un jour d'entretien professionnel, un jour de départ en vacances, surtout si vous conduisez... En somme, toute journée où vous avez déjà un challenge à accomplir, un effort à fournir.

LE JOUR VENU, LANCEZ-VOUS

Vous verrez bien ce qui se passera. Vous n'avez rien à perdre : 100 % des ex-fumeurs se sont lancés un jour ! Et les bénéfices santé viennent dès le premier jour sans cigarette (*voir p. 82*).

N'anticipez pas les difficultés, elles augmenteraient votre appréhension ; vous les prendrez une par une quand elles se présenteront. Vous serez même surpris, car les cigarettes les plus difficiles à enlever ne seront pas forcément celles que vous imaginez.

Vous pouvez écraser la dernière avec un théâtral « c'est la dernière ! », ou ne rien vous dire du tout pour ne pas vous mettre la pression.

Rappelez-vous qu'il n'y a pas une seule bonne méthode, mais **autant de chemins que de fumeurs** (*voir p. 34*) ! Ce n'était pas la bonne approche pour vous ? Essayez-en une autre ! Il est des ex-fumeurs qui ont tout essayé avant de trouver leur voie.

Prévenez votre entourage

Votre entourage peut être d'un soutien précieux, mais il ne faut pas qu'il dézingue vos efforts ! Soyez clair(e) avec vos proches.

➤ **Demandez-leur de conserver une position de neutralité bienveillante.** Pas de commentaires négatifs ou d'idées arrêtées sur ce qui leur a convenu à eux ou à leur voisin de palier. Ils ne sont pas vous ; ce qui marche pour l'un ne marche pas forcément pour l'autre (*voir p. 34*). Si vous avez momentanément craqué, vous ne le savez que trop bien, pas la peine d'en rajouter ; ils doivent être là pour vous soutenir, pas pour vous écraser. **Si pour une raison ou pour une autre ils ne sont pas en mesure de le faire, qu'ils s'abstiennent.**

➤ Si, à l'inverse, vous ressentez le besoin qu'ils vous aident, faites-leur en la demande, mais **en posant bien les limites à ne pas dépasser.**

➤ Et puis, s'il y a des fumeurs parmi vos proches, demandez-leur de ne plus vous enfumer et **d'aller dehors ou sur le balcon.**

ATTENTION AUX JALOUX ET AUX MALVEILLANTS

Ils n'aimeront pas vous voir réussir. Ce peut être vos amis ou collègues fumeurs, qui ne sont pas en train d'arrêter alors qu'ils aimeraient. On vous offrira une cigarette, en disant : « Ah oui, tu ne fumes plus, c'est vrai. » Ignorez-les superbement, ils se sentiront idiots.

Ou la copine, le chef ou le parent rabaissant : « Te connaissant, tu ne tiendras jamais. » **Fuyez les ondes négatives** ! Dans votre tête, transformez toute attaque malveillante en victoire ; ils veulent vous voir chuter, vous ne leur donnerez pas cette satisfaction. Vous profiterez au contraire de la diminution de vos envies : **c'est beau, la liberté.**

RÈGLE 18

En couple ou entre amis, chacun à son rythme

Lorsqu'on est deux à souhaiter arrêter, on peut être tenté d'arrêter ensemble. Attention, fausse bonne idée.

➤ **C'est un choix à faire pour soi.** Arrêter pour faire plaisir à quelqu'un ou se conformer à ses attentes ne fonctionne pas et vous rajoute la pression de son regard, de son jugement. En outre, si vous vous disputez avec lui/elle, la première chose que vous ferez, c'est de refumer.

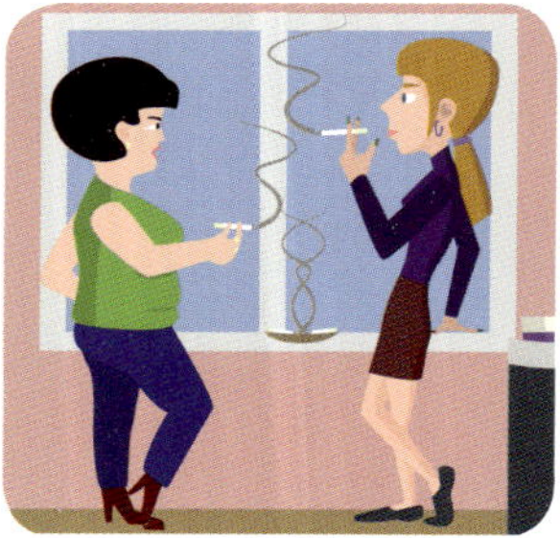

➤ **Si l'autre arrête avant vous, ne le tentez pas** : ne fumez plus devant lui/elle. Cerise sur le gâteau, cela vous permettra, mécaniquement, de réduire votre consommation, vous avancerez ainsi sur le chemin de votre propre arrêt.

… ET À CHACUN SA MÉTHODE

Si vous avez la même envie et êtes prêts au même moment – c'est rarissime –, alors pourquoi pas ? Échangez sur vos ressentis et vos difficultés **pour vous entraider, mais ne vous comparez pas** ! Ça n'est pas un concours. De la même façon, respectez la technique de l'autre : ce qui marche pour vous ne marchera pas nécessairement pour votre conjoint(e) ou votre meilleur(e) ami(e) (*voir page suivante*).

Posez les règles avant : si l'un de vous deux craque alors que l'autre tient le coup, les discours culpabilisants (« c'est trop nul, tu me donnes envie de craquer aussi, je comptais sur toi, tu n'as pas de volonté »…) sont **proscrits**. Ce n'est pas comme cela que l'on réussit ni que l'on fait réussir les autres ; au contraire, en ayant une mauvaise image de soi (« je suis trop nul(le), même pas capable de tenir »), on augmente son envie de fumer et on s'enferme dans un rôle négatif (le fumeur indécrottable) et dans la rechute. **Positiver est essentiel** (*voir p. 24*), et l'arrêt complet demande souvent plusieurs « répétitions » (*voir p. 88*).

Il n'y a pas *une* bonne méthode

On est tous différents : il n'y a aucune raison que le chemin de l'arrêt soit identique pour tous. Selon votre ou vos typologies, vos propres besoins, vous trouverez votre solution au fur et à mesure.

Certains ne peuvent arrêter que d'un coup, d'autres de façon progressive. Peut-être aurez-vous besoin d'un substitut nicotinique (*voir p. 42*), de l'e-cigarette (*p. 46*), de l'aide d'un professionnel (*p. 80*), d'un recours aux médecines douces (*voir p. 54, 58, 60, 62*), de vous y reprendre à plusieurs fois (*voir p. 88*), ou de rien de tout cela !

LA BONNE MÉTHODE, C'EST LA VÔTRE

Ne vous laissez pas impressionner par les exploits des autres. Beaucoup d'ex-fumeurs pensent avoir trouvé « LA » marche à suivre, vous abreuvent de conseils et pensent – voire disent – que si vous ne les appliquez pas à la lettre, vous allez échouer. Les conseils des uns et des autres peuvent certes donner des pistes, mais suivre vos propres idées est la meilleure chose à faire.

Car **la bonne méthode, c'est celle qui marche pour vous !** N'écoutez surtout pas les idées toutes faites : « il faut arrêter d'un coup », « il n'y a que la volonté qui marche », « si on utilise un substitut nicotinique, on devra ensuite s'en sevrer », « mon oncle a vu un hypnotiseur, il n'y a que ça qui a marché »...

Stop ! Vous pouvez faire tous les mix que vous voulez entre les différents outils à votre disposition. **Trouvez votre voie.**

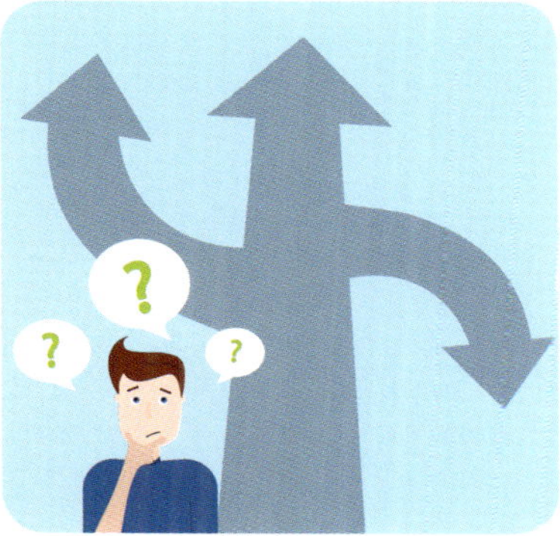

Vivre sans tabac, cela s'apprend

De même que vous avez appris à fumer, vous pouvez – et allez ! – désapprendre.

Dans la vie de tous les jours, nous savons sans problème nous déconditionner et nous reconditionner. Un nouveau code en bas de notre immeuble ? En quelques jours nous le tapons sans hésitation, et l'ancien est oublié. Nous déménageons ? Le nouveau trajet vers la boulangerie ou le bureau devient très rapidement automatique.

Même s'il nous fait peur, **le travail est le même pour toutes les cigarettes « habitude ».** Vous prenez machinalement votre paquet dans votre poche au moment de téléphoner ? Remplacez cet automatisme, par exemple en attrapant une balle antistress. Très vite, vous prendrez automatiquement la balle, sans plus penser au paquet.

Pour les cigarettes qui comblent un besoin, il faut les remplacer.

Soyez votre propre détective : à quoi servent-elles (*allez p. 40*) ? **L'aventure est passionnante :** vous vous connaîtrez mieux à la fin.

SOYEZ PATIENT(E)

On ne se débarrasse pas en une journée, ni même en 1 semaine, de 10, 20 ans ou plus d'habitudes et de réflexes ! **Ne mettez pas la charrue avant les bœufs :** oui, vous aurez toujours envie de fumer de temps en temps au bout d'un mois de sevrage, ainsi qu'au bout de 6 mois. Cela ne veut pas dire que ces envies vous empoisonneront l'existence ni qu'elles vous feront trébucher !

FIXEZ-VOUS DES OBJECTIFS ACCESSIBLES

Si vous ne vous sentez pas capable d'arrêter d'un coup, découpez votre objectif : moins 3 cigarettes cet après-midi ; aujourd'hui, je ne fume pas en téléphonant, etc. Vous pouvez coller des post-it sur la coque de votre téléphone, sur votre réfrigérateur, sur votre bureau... Conservez chaque post-it pour lequel vous avez réussi le défi : leur accumulation vous encouragera.

RÈGLE 21

Ne chamboulez pas votre quotidien

Vous n'attaquez pas la vie d'un autre, vous continuez la vôtre, mais sans tabac. Inutile de tout chambouler, le tabac ne le mérite pas. Vous pouvez garder vos repères et vos plaisirs !

REPOUSSER OU AFFRONTER ?

Il faut simplement bien comprendre vos schémas d'association et vos envies-réflexes. Vous avez sans doute déjà entendu, ou pensé : « Je ne prends pas de café, car ça me donne envie de fumer. » Mais le jour où vous déciderez que vous pouvez à nouveau vous offrir ce petit café, l'envie de fumer associée va vous sembler surgir de nulle part. C'est naturel, **c'est le réflexe de Pavlov**, ou réflexe conditionné. Cette

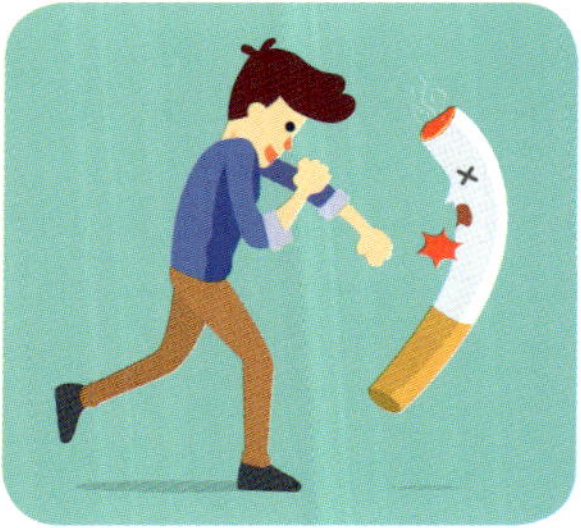

envie peut vous faire craquer, car vous n'aurez pas appris à la dissocier du café.

Au contraire, si vous affrontez tout de suite votre café, le premier jour vous aurez une envie très forte de cigarette (mais qui ne durera que peu de temps), le lendemain aussi, puis, de jour en jour, l'envie se fera de plus en plus petite, jusqu'à disparaître totalement.

BIEN INFORMÉ(E), VOUS ÊTES PLUS FORT(E)

Mais une fois encore, il s'agit de votre arrêt : s'il vous semble plus facile dans un premier temps de supprimer le café, pourquoi pas ? Vous avez le droit de repousser certaines choses pour ne pas avoir à faire face à tout en même temps. Du moment que vous gardez à l'esprit que ce petit plaisir, lors de sa reprise, déclenchera une envie de fumer. **Le savoir vous permettra de l'affronter sereinement** et de ne pas craquer.

Il est très important de comprendre cela car, des années après avoir arrêté de fumer, une envie peut brutalement surgir, dans une situation sur laquelle vous n'avez pas encore travaillé (*allez p. 86*). Apprêtez-vous à la balayer d'un geste : elle ne sera plus grand-chose par rapport à tout le reste.

La règle du remplacement

Pour arrêter sereinement, il faut remplacer un plaisir par un autre plaisir !

On se débarrasse facilement des cigarettes « habitude », dont on n'a pas vraiment envie. Restent toutes les autres. Pour celles-là, **il faut bien comprendre le besoin que remplit chaque cigarette**, pour le combler de façon adéquate… et viable (vous ne pourrez pas vous forcer longtemps à faire ce que vous n'appréciez pas).

➤ **Contre les cigarettes sociales, plaisir :** sortez en pause avec une tasse de café ou un mug de thé ou d'infusion ; en soirée, tenez un verre ou une assiette. L'e-cigarette peut être intéressante (*voir p. 46*). Une activité physique est ultraconseillée (*voir p. 66*). Si vous avez envie de mâchouiller des bâtons de réglisse naturelle, prenez un avis médical, car la réglisse peut donner de l'hypertension.

➤ **Contre les cigarettes stimulation** : la vitamine C aussi est stimulante ! Sucez un comprimé lentement. La caféine peut également aider, ou un chocolat, chaud en hiver, froid en été.

➤ **Contre les cigarettes autour des repas** : un morceau de pomme ou d'orange avant de manger ; en fin de repas, une note sucrée.

➤ **Contre les cigarettes « ennui »** : triez vos photos, mettez-vous à coudre, à tricoter, à jardiner, jouez à des jeux sur votre portable (il y en a même autour de l'arrêt du tabac), lisez ou lisez plus, préparez les prochaines vacances que vous pourrez dorénavant vous offrir...

➤ **Et si le tabac colmate chez vous anxiété et/ou dépression**, n'hésitez pas à consulter (*allez aussi p. 72*).

LA CIGARETTE N'EST PAS UN BON ANTISTRESS

Fumer détend, mais cette détente est musculaire. En voulant encore mieux se détendre, on peut fumer plus. Mais trop de nicotine énerve... Le cerveau transforme cet énervement en envie de fumer, ce qui énerve : le cercle vicieux est enclenché.

Vous pouvez vous appuyer sur un substitut nicotinique

Il existe différents produits de substitution qui, selon votre profil, peuvent vous aider.

Comme, finalement, la nicotine colmate tout un tas de choses, les substituts vont vous apaiser. Si vous êtes enceinte ou allaitez, demandez conseil à votre pharmacien ou à votre médecin.

➤ **Les gommes.** Elles ne se mâchent pas comme un chewing-gum classique. Il faut mâcher une première fois, puis garder la gomme contre la joue environ 10 minutes pour qu'elle se ramollisse et libère la nicotine, qui sera absorbée par l'intérieur de la joue. Ensuite, remâchez-la très lentement (environ 20 fois en 20 minutes). Au-delà de 30 minutes, la gomme est vide.

➤ **Les patchs.** *Allez à la page suivante.*

➤ **L'inhalateur de nicotine.** Il faut aspirer et garder la bouffée dans la bouche (la nicotine va être absorbée par la joue). Cela ne sert à rien de l'envoyer dans les poumons, et en plus c'est irritant. Les doses délivrées sont infimes : à une température de 20 °C, une bouffée de 50 ml contient environ 0,015 mg de nicotine.

➤ **Les comprimés.** On les suce à la demande. Lorsque votre dose est atteinte, n'hésitez pas à le recracher et à le conserver dans une petite boîte pour plus tard.

➤ **Le spray buccal.** Avec ce dispositif, la nicotine arrive rapidement au cerveau, ce qui procure un soulagement très rapide de l'envie de fumer, mais le risque de surdosage est élevé.

➤ **La cigarette électronique.** Elle conserve le geste, ce qui peut être apaisant au début (*allez p. 46*).

MON CONSEIL

Attention, car surdosage comme sous-dosage donnent envie de fumer, ce qui crée un risque de rechute : n'hésitez pas à vous faire aider pour déterminer le bon dosage pour vous.

Du bon usage des patchs

Les patchs diffusent la nicotine à travers la peau. De différents types, ils ne sont pas interchangeables.

Tous les patchs se remplacent une fois par jour. Pensez à alterner les sites de pose, pour ne pas irriter la peau.

16 OU 24 HEURES ?

➤ Il y a les patchs qui diffusent la nicotine sur 16 heures, généralement du lever au coucher.

➤ Et ceux qui diffusent 24 heures sur 24 : ils combattent l'envie de fumer au réveil, puisqu'on a de la nicotine dans le sang « au démarrage ». Certains relarguent **une dose constante**, d'autres – utiles si la gêne est très forte le matin – **une dose plus élevée pendant les deux premières heures**.

Si vous ne fumez que 20 minutes ou plus après le réveil, un patch 16 heures devrait convenir, mais si vous attrapez une cigarette au saut du lit, optez pour l'un des patchs 24 heures.

QUEL DOSAGE?

Selon les modèles, les doses sont **de 10 à 25 mg de nicotine sur 16 heures ou de 7 à 21 mg sur 24 heures**. On commence par la dose nécessaire, puis on réduit progressivement. En fait c'est simple :
- si la dose est trop élevée, on a envie de fumer, mais si l'on fume, la cigarette n'est pas bonne ;
- si la dose est trop faible, on a envie de fumer, et la cigarette est bonne.

Si vous êtes un gros fumeur, il sera peut-être nécessaire de porter plusieurs patchs, ou d'associer le patch à un autre substitut.

➤ **Si vous faites des cauchemars** sous patch, diminuez la dose en repliant une partie du patch 24 heures la nuit, ou passez au patch 16 heures en le gardant la nuit.

➤ **Si vous ne pouvez pas vous empêcher de fumer**, inutile d'enlever et remettre votre patch, car la nicotine sur votre peau passera de toute façon dans votre sang. Consultez votre médecin. On peut au début combiner patchs et cigarettes (sous contrôle médical). Peut-être aussi que le patch n'est pas la bonne technique pour vous.

Et si vous testiez la cigarette électronique ?

Vapoter ou ne pas vapoter ? L'e-cigarette est peut-être pour vous si vous avez besoin du geste et de la sensation de l'inhalation.

L'e-cigarette s'utilise, somme toute, comme une cigarette. Elle peut aussi bien accompagner un sevrage brutal qu'une réduction de votre consommation, en remplaçant certaines cigarettes de la journée.

C'EST QUOI, AU JUSTE?

Un appareil généralement en forme de tube, qui contient un liquide composé (le plus souvent) de propylène glycol – utilisé aussi dans l'alimentaire, la cosmétique, la pharmacie, et même le tabac ! – et/ou de glycérol, additionné d'arômes et éventuellement de nicotine. Ce liquide va être chauffé et vaporisé par le dispositif, produisant une « fausse fumée » aromatisée, inhalée par le vapoteur.

CHOISIR SON E-CIGARETTE

Il existe des dizaines d'arômes, pas de règle, choisissez celui qui vous convient. Il faut que le vapotage soit plaisant pour vous, pour parvenir à remplacer le tabac ! Certaines marques proposent des échantillons.

Quant au dosage en nicotine, c'est celui avec lequel vous vous sentez bien et ne ressentez pas le mal-être du sevrage (*voir p.* 50). N'hésitez pas à tester plusieurs dosages. Vous verrez au fur et à mesure pour réduire ensuite la nicotine. **Tous les symptômes gênants ne seront pas forcément comblés par l'e-cigarette** ; pour certains elle sera efficace, mais n'aura aucun effet sur d'autres.

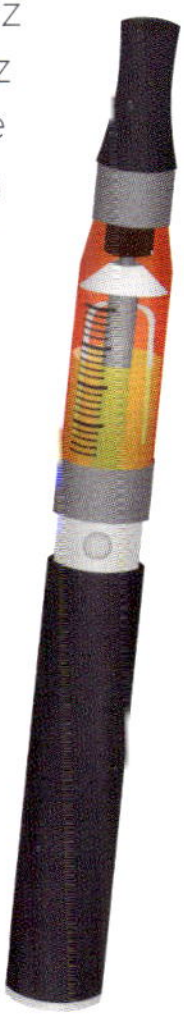

➤ On manque encore de recul quant à l'impact exact des e-cigarettes sur la santé. Elle est toutefois bien moins nocive que la cigarette et ses milliers de composants chimiques (*voir p.* 18)...

➤ **Bien sûr, à terme, le but est de ne plus fumer ni vapoter !** Si vous êtes enceinte ou allaitez, demandez conseil à votre médecin.

RÈGLE 26

Ne paniquez pas face à vos envies de fumer

Vous arrêtez de fumer : il est normal d'en avoir encore envie. Plus ou moins intensément selon les moments de la journée, et de moins en moins au fur et à mesure que les jours sans tabac passent.

VOS ENVIES SONT SURMONTABLES !

Au tout début, vos envies vont être très fortes, intenses. Ne vous inquiétez pas ! **Elles seront de plus en plus supportables au fil du temps**, jusqu'à ne devenir qu'une simple pensée.

Même si on a l'impression qu'elles ne vont jamais s'arrêter et qu'on ne va pas survivre, beaucoup de ces envies sont fugaces. Il suffit souvent de détourner votre attention de la cigarette pendant quelques minutes (*voir page ci-contre*). Toutes celles liées aux habitudes vont partir. Pour les envies persistantes, il faudra réfléchir pour en comprendre l'origine et apporter le bon remplacement (*allez p. 40*).

Faites diversion

Face à l'envie de fumer, ne restez pas sans rien faire, vous vous focaliseriez sur votre envie !

SUS AUX FIXETTES !

On l'a vu, la majorité des envies passe en quelques minutes. Mais si vous passez ces minutes à penser à la cigarette et à votre envie de fumer, vous ne parviendrez pas à la surmonter, et surtout elle risque de ne pas passer. **Il est donc capital de faire autre chose**, n'importe quoi, pour détourner votre attention.

Les idées sont multiples, et aucune n'est ridicule du moment qu'elle vous aide, vous : vous pouvez aller chercher un verre d'eau (et le boire), piocher dans votre kit antitabac (*voir p.* 52), regarder par la fenêtre, faire le tour du pâté de maisons, un peu de gymnastique (*p.* 66), vous relaxer (*p.* 58), respirer par le ventre (*p.* 60), téléphoner (si vous n'êtes pas du genre à fumer au téléphone !)...

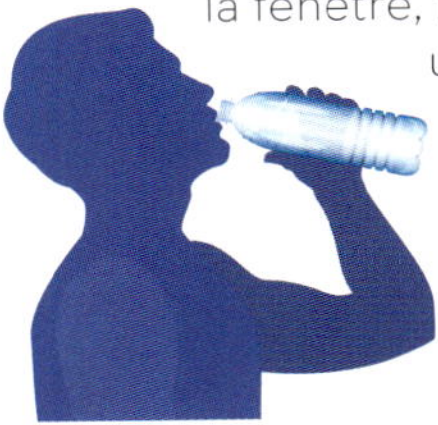

Un seul mot d'ordre : pensez/passez à autre chose.

Qu'est-ce que la dépendance ?

Être dépendant à une substance, c'est continuer à l'utiliser pour ses « bons » côtés, tout en la sachant dangereuse pour l'organisme. Dans le cas de la cigarette, elle est ressentie comme un grand besoin à fumer.

La dépendance, au tabac comme à d'autres substances addictives, présente deux facettes, souvent interconnectées.

➤ **La dépendance physique**, c'est le corps qui réclame son « shoot » de tabac. On fume pour le faire taire, et c'est le cercle vicieux. C'est la dépendance physique qui explique les **symptômes du manque** en cas de sevrage : troubles du sommeil, de la concentration, modification de l'appétit, constipation, nervosité, agitation, maux de tête, faim, toux...

➤ **La dépendance psychologique**, c'est celle qui nous fait croire que l'on a besoin d'une cigarette pour nous aider à apprécier les bons moments et à surmonter les plus difficiles.

Le tabac peut colmater un mal-être, qui réapparaît dès que l'effet de la drogue s'estompe.

Toutefois, tous les fumeurs ne sont pas dépendants, car nous sommes génétiquement inégaux. Tous les cas de figure existent, entre ceux qui n'ont aucune dépendance jusqu'à ceux qui sont dépendants à 100 %.

LUTTER CONTRE LA DÉPENDANCE

Pour arrêter de fumer, il faut s'occuper de toutes les facettes de la dépendance :

- se débarrasser de la dépendance physique et **soulager les symptômes du manque**, qui peuvent faire replonger. Ces derniers disparaissent habituellement en quelques semaines (de quelques jours à 3 mois selon les personnes) ;
- se débarrasser des dépendances psychologiques en d'autres termes **résoudre ses problèmes autrement que par la cigarette**.

Le matin, préparez votre kit antitabac

Ayez sous la main tout ce dont vous avez besoin pour ne pas craquer et courir au tabac du coin.

Il n'y a pas de « trousse type », mettez dedans ce qui vous est utile, à vous.

- De quoi grignoter léger : quartiers de fruits, légumes à croquer, un carré de chocolat… Ce que vous aimez et qui vous fait plaisir.
- De la tisane : citronnelle anti-fringale, valériane pour la détente et le dégoût du tabac… à prendre seules ou en mélange.
- Des comprimés de vitamine C à sucer.
- Vos granules homéopathiques.
- Un patch de secours, ou toute autre forme de substitut nicotinique que vous utilisez.
- Une recharge et une batterie de rechange pour votre e-cigarette.
- Vos flacons d'huiles essentielles (*voir p. 63*).
- Ce livre.
- Etc. !

Ne fumez pas la première cigarette

Fumer donne envie de fumer. Si vous ne fumez pas la première et que vous tenez toute la journée, c'est gagné ! Chaque jour après l'autre.

➤ Cela peut sembler un conseil idiot, pourtant, **dès que la première cigarette est fumée, le cercle vicieux est enclenché** : il sera bien plus dur de résister à la deuxième qu'à la première, à la troisième qu'à la deuxième, et ainsi de suite.

➤ Mais si vous fumez la première, ne laissez pas pour autant tomber pour le reste de la journée ! **Transformez le défi :** ce peut être ne pas fumer celle qui vient juste après la réunion de 15 heures, ou fumer ne serait-ce qu'une cigarette de moins que la veille.

➤ Vous pouvez vous lancer et réussir sur les journées les plus faciles pour vous, puis passer ensuite aux journées les plus difficiles. Ça peut être réussir à ne plus fumer en vacances, même si vous reprenez au travail. C'est toujours ça de gagné.

Et les médecines douces ?

Si l'on considère l'ensemble des fumeurs, les médecines douces n'ont pas prouvé leur efficacité dans le sevrage tabagique. Cependant, à titre individuel et selon votre profil, elles peuvent être d'une grande utilité.

➤ **Les méthodes sont nombreuses :** hypnose, acupuncture, aromathérapie, homéopathie, phytothérapie, sophrologie... Elles peuvent jouer un rôle intéressant en diminuant le stress. Les thérapeutes qui les pratiquent travaillent souvent sur la dépendance psychologique (*voir p.* 50).

➤ **Méfiez-vous des charlatans.** Si cela marche avec un charlatan, c'est votre victoire à vous, pas la sienne. Mais si cela ne marche pas, le vrai problème est que, très déçu(e), vous mettiez des mois, voire des années, à refaire un nouvel essai. Un temps précieux perdu pour libérer votre organisme du poison-tabac.

HOMÉOPATHIE ET PHYTOTHÉRAPIE

➤ Sauf à en être un(e) farouche opposant(e), **l'homéopathie peut vous accompagner dans votre démarche.** Par exemple :

- grignotage et agressivité : *Anacardium orientalis* 9 CH, 2 granules 3 fois par jour ;
- anxiété : *Ignatia amara* 9 CH, 2 granules 3 fois par jour ;
- si vous êtes agité(e) et pressé(e) : *Argentum nitricum* 9 CH, 2 granules 3 fois par jour ;
- trac avant un évènement important : *Gelsemium* 9 CH : 2 granules la veille, 2 avant l'épreuve ;
- sommeil agité : *Stramonium* 9 CH, 2 granules au coucher.

➤ Il existe aussi **de nombreuses plantes aux vertus apaisantes ou stimulantes.**

Elles peuvent être consommées sous forme de gélules ou comprimés, de teintures mères, de tisanes (menthe, coquelicot, tilleul, mélilot...).

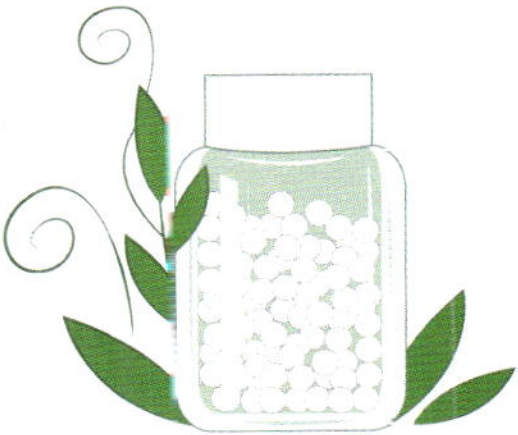

➤ Un homéopathe ou un phytothérapeute pourront vous prescrire un traitement personnalisé.

Au travail, ne laissez pas tomber les pauses

Gardez vos pauses, vous en avez besoin. L'arrêt du tabac ne doit pas évoluer en burn out !

L'IMPORTANT, C'EST LA PAUSE

La « pause-clope », c'est un moment de détente, de soutien, de convivialité... Vous ne fumez plus, continuez les pauses ! Il n'y a aucune raison pour travailler plus. Et si vous ne gardez pas toutes vos pauses si elles étaient nombreuses, profitez-en, si vous le pouvez, pour partir plus tôt.

➤ **Vous pouvez rester avec le groupe de fumeurs que vous fréquentiez.** Il faudra bien apprendre à vivre avec des fumeurs, le monde entier n'arrêtant pas en même temps que vous. Soyez prêt au « coup du réflexe conditionné » (*voir p. 38*) : l'envie va venir, mais passer très vite. Appuyez-vous sur votre kit antitabac (*voir p. 52*).

➤ Vous êtes le premier du groupe à arrêter ? Viendra le moment où l'on vous suivra. Il y aura bien sûr les jaloux et les fanfarons qui vous feront des croche-pattes (*voir p.* 30). Tenez bon, on ne vous en respectera que plus.

➤ Si vous ne vous sentez pas le courage d'affronter tout de suite une pause avec des fumeurs, faites une pause seul : jouez à un jeu sur votre portable, lisez une page du journal, respirez à fond (*voir p.* 60), etc. Ou allez boire un café avec un non-fumeur !

HARO SUR LES CIGARETTES SANS TABAC !

Les cigarettes aux herbes, sans tabac, sont désormais interdites à la vente en officine, mais on les trouve sur Internet. Sans équivoque, c'est *niet*. En effet, ce sont les produits de la combustion qui sont dangereux pour la santé : **une fausse cigarette est donc aussi toxique qu'une vraie**. Et si vous utilisez des patchs, vous reconstituez une cigarette complète, et n'êtes donc pas du tout en train d'arrêter ! Par contre vous pouvez vapoter (*voir p. 46*)

Objectif relaxation

Détente et relaxation sont les alliées du sevrage tabagique.

REPRENEZ CONTACT AVEC VOTRE CORPS

Adoptez la « pleine conscience ». On peut faire tout simple, marcher pieds nus, prendre le temps de dérouler le pas et de ressentir le sol, en se concentrant sur l'instant présent, sa respiration et ses sensations, pour faire lâcher prise aux ruminations. **Être présent à son corps permet de se vider la tête** ; cela aide aussi à ne pas manger compulsivement. Vous pouvez vous mettre à la méditation, souveraine pour être plus serein et en meilleure forme (il existe de nombreux outils pour apprendre à méditer : stages, sites internet, vidéos…) ou consulter un(e) sophrologue.

FAITES UNE MICROSIESTE

Posez les bras sur votre bureau, un avant-bras sur l'autre devant vous, et posez votre front sur vos avant-bras. Fermez les yeux, détendez votre cou et le haut de votre dos.

DESSERREZ LES MÂCHOIRES

Prenez une minute pour décontracter votre visage, en entrouvrant les maxillaires, bouche fermée, et relâchez votre front, une minute par-ci, une minute par-là. De plus, c'est un bon exercice pour ralentir l'apparition des rides.

AUTOMASSEZ-VOUS

Avez l'index et le majeur, **appuyez légèrement sur vos tempes et faites de petits cercles,** dans un sens puis dans l'autre. Concentrez-vous sur la sensation de détente qui s'étend à vos paupieres et à votre front. Vous pouvez faire la même chose au niveau du plexus solaire. Pourquoi pas avec une goutte d'huile essentielle en plus (*voir p. 63*) ?

CONTRACTEZ, DÉCONTRACTEZ

Pendant quelques secondes, serrez très fort vos poings, tout en contractant tous les muscles de votre corps. **Relâchez et ressentez la chaleur et le calme** qui se répandent en vous. Cela peut se pratiquer n'importe où et de façon très discrète.

Respirez

Bien respirer, cela s'apprend.
Les bénéfices sont immédiats.

APPRENEZ LA RESPIRATION ABDOMINALE

Pour beaucoup d'entre nous, nous respirons mal. Une respiration thoracique courte, saccadée, que nous avons en plus tendance à bloquer en cas de stress. Pour retrouver calme et sérénité et mieux oxygéner son corps, il faut respirer par le ventre, comme les bébés ; c'est la technique de ceux qui parlent en public. Et en prime, vous remusclez votre ventre !

➤ Entraînez-vous quand vous vous sentez bien et êtes confortablement installé(e) (bien assis ou allongé(e)), ainsi maîtriserez-vous cette respiration dans les moments de stress ou d'envie impérieuse de fumer. Vous pourrez alors la pratiquer n'importe où, et même debout.

➤ **Inspirez profondément par le nez** en vous concentrant sur votre abdomen : vous allez sentir votre diaphragme s'abaisser et **votre ventre se gonfler**. Vos poumons se remplissent automatiquement. Ensuite, **expirez doucement** bouche entrouverte. **Votre ventre se rentre** ; accompagnez ce mouvement en serrant vos abdominaux. Lorsque vos poumons sont vides, recommencez. La poitrine ne bouge presque pas ; vous pouvez poser une main sur votre ventre et l'autre sur la poitrine pour vous aider.

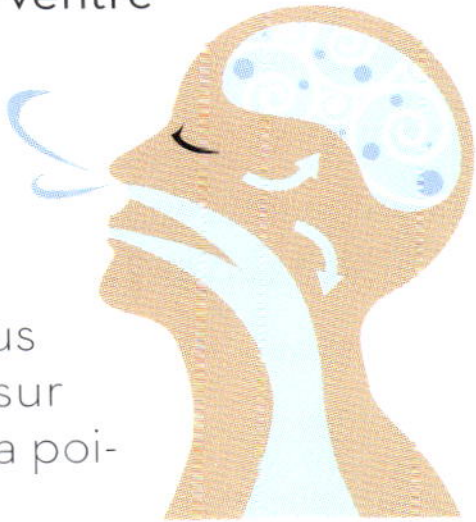

COMMENT ÉVITER LA CRISE DE SPASMOPHILIE

L'anxiété brutale fait respirer de plus en plus vite. L'équilibre oxygène/gaz carbonique du sang se modifie, et la crise de spasmophilie (ou de tétanie) arrive. Astreignez-vous à respirer lentement dès les premiers signes. Vous pouvez aussi respirer dans un sac en papier ou en plastique, pour ré-inhaler votre propre gaz carbonique et normaliser l'équilibre biologique. Quelques respirations seulement ! (Et attention à ce qu'un enfant ne vous imite pas.)

Humez

Vous ne fleurez plus le cendrier froid : votre nez est libéré !

UN MONDE DE SENTEURS S'OUVRE À VOUS

Tout le monde est d'accord sur ce point : l'odeur de tabac froid est infecte (ce n'est pas pour rien que du temps des wagons fumeurs dans les trains, la majorité des fumeurs réservait en wagon non-fumeurs !).

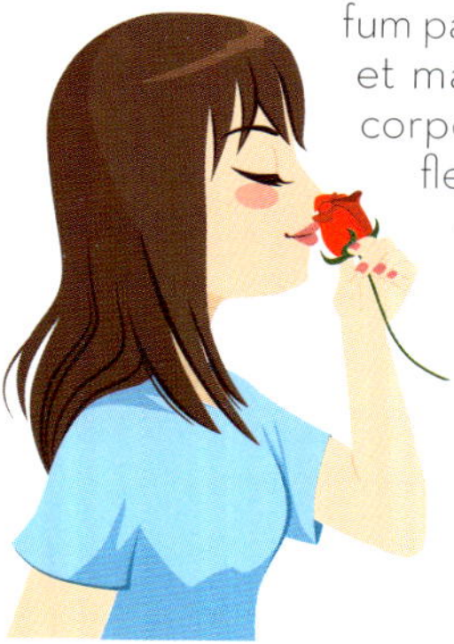

Vous n'allez plus gâcher votre parfum par une odeur de cendrier froid, et maîtriserez mieux vos odeurs corporelles. À vous le parfum des fleurs, de la nature après la pluie, des aromates... Et puis, goût et odorat marchant ensemble, il y a des chances également que vous appréciez mieux vos repas.

Revers de la médaille, vous reconnaîtrez aussi les fumeurs à l'odeur – ce qui ne sera pas forcément agréable !

HUILES ESSENTIELLES À INHALER

Elles sont nombreuses à pouvoir vous aider. Ne les respirez pas à même le flacon ; préférez les diffuseurs, ou quelques gouttes sur un mouchoir en tissu, à respirer. Certaines peuvent être déposées à l'intérieur du poignet ou sur le plexus solaire.

Quelques pistes :

– **apaisement, sommeil** : marjolaine à coquilles, orange douce, lavande vraie ;

– **stimulation** : menthe poivrée ;

– **surmonter le manque** : verveine citronnée ;

– **contre l'addiction** : angélique.

Référez-vous à un ouvrage ou un site internet de référence, ou consultez un aromathérapeute. Attention aux contre-indications : femmes enceintes, allaitantes, enfants en bas âge (pour les diffusions dans la pièce)...

Fractionnez vos repas, mangez régulièrement

Fumer réduisait l'appétit.
Apprendre à bien manger sera aussi efficace.

VOUS ÊTES PROBABLEMENT EN SOUS-POIDS

Le cerveau carbure au glucose. Aussi, quand la glycémie (le taux de glucose dans le sang) baisse, il dit : « J'ai faim ! » Or, la nicotine a la propriété de faire monter la glycémie. Ainsi, une cigarette avant le repas, et la faim diminue. Voilà une des raisons qui explique que les fumeurs soient généralement en sous-poids par rapport aux non-fumeurs – de l'ordre de 2 à 3 kg. **Il vaut mieux l'accepter**, car c'est une guerre perdue d'avance.

Toutefois, tous les cas de figure existent : certains ne « bougent » pas, d'autres grossissent un peu, et quelques-uns maigrissent même ! En fait, tout est une fois encore question de remplacement.

Inutile de combler toutes vos envies en grignotant : la nourriture n'est pas la seule façon de compenser, loin de là (*voir p. 40, 49*).

PRENEZ LE GOÛTER

➤ **En mangeant régulièrement,** votre cerveau aura toujours son carburant : petit-déjeunez, prenez une collation dans la matinée et un goûter dans l'après-midi. Bien sûr, allégez vos repas en conséquence ! Pour les collations, misez sur les fruits et les laitages nature.

➤ Inversez l'ordre classique des repas en mangeant votre fruit quelques minutes avant.

➤ Dans la mesure du possible, ne supprimez pas le café à la fin du repas, car il élève lui aussi la glycémie (*allez aussi p. 38*).

➤ **Hydratez-vous** avec de l'eau (beaucoup), du thé, des tisanes.

➤ **Ne vous imposez pas un régime strict,** c'est intenable ! Un verre de vin, un carré de chocolat ou même une pâtisserie de temps en temps, c'est possible : votre priorité numéro 1, c'est de ne plus fumer. Concentrez-vous sur vos sensations et votre satiété, pour éviter les compulsions alimentaires.

Pratiquez une activité physique

Que des bienfaits en perspective, mais il vous faut trouver l'activité qui vous plaît.

BOUGEZ (-VOUS) !

Dans le cadre du sevrage tabagique, **le sport permet de se défouler**, d'évacuer stress et tensions, **et de réguler son poids**. En effet, en se musclant petit à petit, on augmente ses dépenses énergétiques au repos (= son métabolisme de base), et on brûle ainsi chaque jour un peu plus de calories. C'est bien plus valable sur le long terme que les seules calories dépensées au moment de l'exercice. En plus, le sport vous fera sortir du cercle des fumeurs pour aller à la rencontre de non ou d'ex-fumeurs.

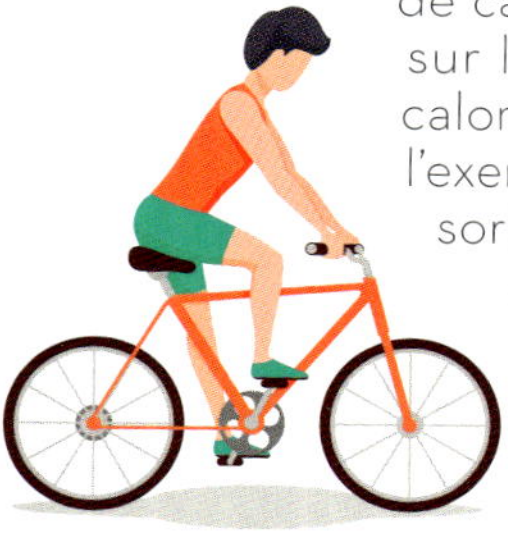

➤ Il est impératif de choisir une activité qui vous attire, pour la pratiquer régulièrement (idéalement 3 fois par semaine ou plus). Quel que soit votre âge, allez-y progressivement et faites attention à votre cœur.

➤ **Ne vous découragez pas** si c'est un peu laborieux au début : le plaisir ira croissant, car **votre corps libérera des endorphines** (une morphine naturelle qui relaxe, procure du bien-être et même une certaine euphorie) auxquelles vous deviendrez « accro » Vous ne vous y faites pas ? Changez de sport !

➤ Vous pensez ne pas avoir le temps ? Pourtant, en arrêtant de fumer, vous vous liberez plusieurs heures par semaine (*voir p. 76*) !

ET SI JE N'AIME PAS LE SPORT ?

Vous en avez parfaitement le droit ! Il faut biaiser : bouger ne veut pas forcément dire faire du « sport » au sens traditionnel du terme. **Vous pouvez tout simplement marcher** au quotidien : garez votre voiture un kilomètre plus loin, prenez votre bus ou votre métro une station après, sortez votre chien plus souvent ou plus longtemps, prenez l'escalier plutôt que l'ascenseur... **Vous pouvez aussi danser, ou vous essayer au yoga**, qui combine gymnastique et relaxation. Et si vous aimez **faire le ménage ou jardiner**, foncez !

RÈGLE 37

Misez sur les fibres

Elles régulent l'appétit et contrent la constipation qui peut survenir au moment où la nicotine disparaît.

Il en existe deux types : les solubles et les insolubles. Les premières (pectines, gommes) forment dans le tube digestif un gel qui ralentit l'absorption des sucres et des graisses, et fait glisser les résidus alimentaires. Les secondes (cellulose, hémicellulose, lignine), comme des éponges, gonflent au contact de l'eau : elles augmentent le volume et le poids des selles, et accélèrent ainsi le transit.

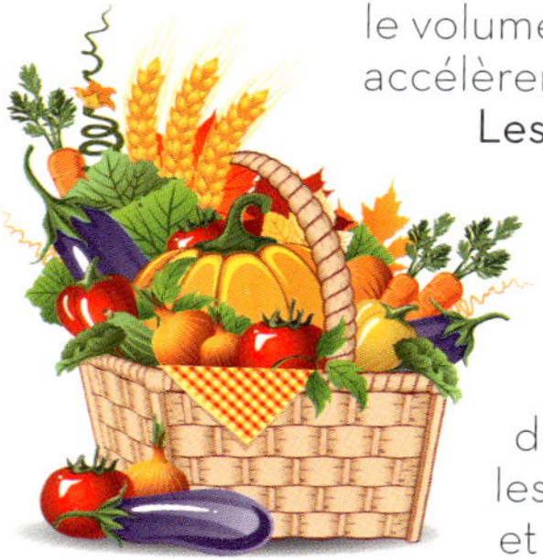

Les fruits et les légumes renferment les deux types, en proportions variables. Dans les légumes verts, secs et les céréales complètes, on trouve surtout des fibres insolubles ; dans les fruits et les légumes frais et colorés, des solubles.

Comptez vos sous

L'argent de vos cigarettes partait en fumée, profitez-en autrement.

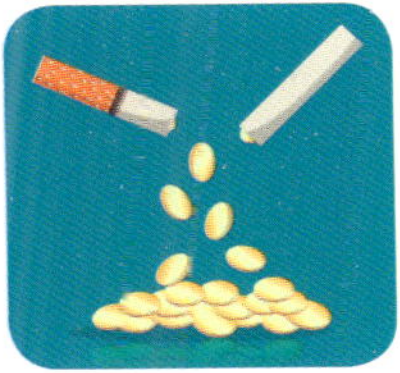

Alimentez une cagnotte avec l'argent de vos cigarettes, ou visualisez les économies réalisées au quotidien sur une application pour smartphone (*voir p. 74*). Faites le calcul : à environ 8 euros le paquet et 1 paquet par jour, ce sont presque 3 000 euros qui se consument chaque année ! 30 000 euros en 10 ans !

Avec cet argent, faites-vous plaisir ! Un petit cadeau toutes les semaines, comme un repas au restaurant, ou un plus gros de temps en temps : un vêtement, un bijou, un meuble, un voyage, un nouvel ordinateur, un bel arbre pour votre jardin... Et fumer faisant vieillir plus vite, pourquoi pas un traitement de médecine esthétique chez un dermatologue ou un médecin MMAA (médecine morphologique et anti-âge), pour réparer les outrages du tabac ?

RÈGLE 39

Gardez un paquet bien caché

Pourquoi se stresser encore plus en jetant symboliquement tout ce qui se fume ?

Beaucoup de monde vous dira de jeter tous vos paquets, vos briquets, vos allumettes. Je ne suis pas d'accord. À quoi bon, ce peut être très angoissant, et de toute façon, si vous craquez, qu'est-ce qui vous empêche d'aller au tabac du coin ?

Au contraire, **si cela vous rassure**, gardez un paquet « doudou » quelque part. De la même façon que nombre de mes patients dorment comme des bébés avec leurs somnifères... dans un placard, rassurés de les avoir chez eux « au cas où ».

Choisissez un endroit pas trop inaccessible si vraiment vous n'en pouvez plus, mais pas trop facile d'accès non plus, pour ne pas vous tenter inutilement. Pas la boîte aux lettres : vous le verriez et seriez tenté tous les jours ; ce serait contre-productif.

Soyez prêt(e) à sortir

Sans cigarette, il faut apprendre à gérer les soirées autrement.

➤ L'alcool à jeun provoque une chute de la glycémie. Or, notre cerveau sait que la nicotine la fait remonter. **Mangez donc un petit quelque chose** avant de sortir. Soyez prêt à affronter le réflexe alcool/cigarette (*allez p. 86*).

➤ Vous ne savez plus comment entrer en contact depuis que vous ne fumez plus ? Proposez à votre interlocuteur de vous rapprocher du buffet ou d'aller lui chercher un verre ! Ça n'est pas plus compliqué que de dire « Vous fumez ? » ou « Je vous offre du feu ».

➤ Si fumer vous donnait une contenance, un verre à la main fera la même chose.

La cerise sur le gâteau, c'est que, maintenant, vous sentez bon et avez meilleure haleine ! **De quoi booster votre confiance** pour aborder les gens.

Surveillez votre moral

À l'arrêt du tabac, attention à la dépression, certaines personnes y sont sujettes.

NE LAISSEZ PAS UNE DÉPRESSION NON TRAITÉE

Rassurez-vous, la majorité des fumeurs arrête sans montrer de signes dépressifs. Toutefois, si vous sentez que vous allez moins bien, n'avez plus le moral, ressassez des idées noires, n'hésitez pas à vous faire aider. Consultez votre médecin traitant qui pourra s'occuper du problème ou vous orientez vers un(e) tabacologue, un(e) psychologue ou un(e) psychiatre.

Plusieurs cas de figure :

➤ Vous vous sentez déjà déprimé et vous accrochez d'autant plus à la cigarette. Traiter cette dépression sera une étape obligée pour vous permettre d'arrêter.

➤ Vous ne vous sentez pas particulièrement déprimé, mais un passage dépressif peut se manifester après l'arrêt, soit sous la forme d'un énorme mal-être s'installant dans les 48 h, soit progressivement, quelques semaines après l'arrêt. De deux choses l'une : soit il y avait déjà une dépression, masquée par la cigarette, et il faudra dans ce cas trouver ce que cachait l'écran de fumée, soit il s'agit d'une réaction à l'arrêt du tabac. Dans tous les cas, **si une dépression apparaît, il faut la traiter**.

« OUI, MAIS JE NE VEUX PAS D'ANTIDÉPRESSEURS »

Pourquoi ? Que craignez-vous ? Cet « antidépresseur » que vous fumez est à la fois cancérigène et addictogène. Alors que le médicament que vous prescrira votre médecin – qui est, lui, véritablement efficace – n'est ni l'un ni l'autre. Une fois la dépression traitée, le ou les médicaments seront retirés. Et pour les dépressions légères, il est possible de se contenter de plantes comme le millepertuis.

N'oubliez pas l'aide capitale que peuvent apporter les thérapies : cognitives et comportementales (TCC), psychothérapies... à mener avec un(e) tabacologue, un(e) psychothérapeute, un(e) psychologue ou encore un(e) psychiatre.

RÈGLE 42

Mettez à profit les outils modernes

Applications pour smartphone et forums internet peuvent vous accompagner et vous soutenir.

SURFEZ CONTRE LE TABAC !

Les applications conçues pour aider au sevrage tabagique comptent pour vous le nombre de jours sans fumer, le nombre de cigarettes non fumées (faites le calcul : à raison d'un paquet de 20 cigarettes par jour, vous passerez le cap des 1000 en moins de 2 mois !), vous proposent des jeux, évaluent les économies réalisées, etc.

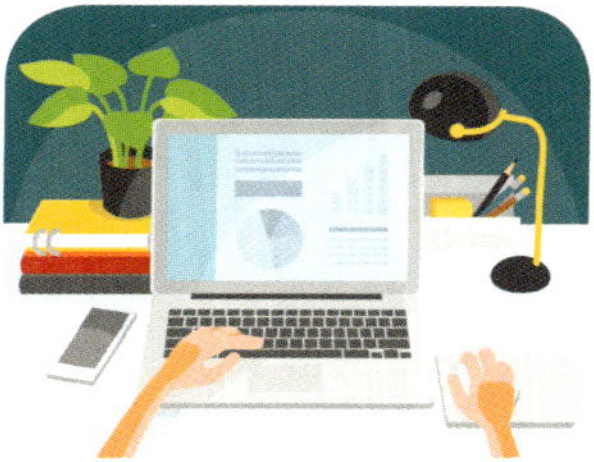

Internet peut aussi être d'un grand soutien **en vous donnant accès à une immense communauté** d'ex-fumeurs et de fumeurs désireux d'arrêter. Parcourir les histoires des uns et des autres, les techniques employées, les déclics qui leur ont fait passer le cap peut être très motivant. Les forums et les chats vous permettent de raconter votre propre histoire, de dialoguer ou de poser des questions.

Quelques exemples :

➤ www.tabac-info-service.fr/Temoignages
➤ www.stop-tabac.ch/fr/dialoguer-autour-de-l-arret-du-tabac
➤ www.atoute.org/forums/forum_arreter_de_fumer.htm

SE RETROUVER (PHYSIQUEMENT) EN GROUPE

Dans le domaine de l'aide à l'arrêt du tabac, il existe peu de réunions comme pour le problème d'alcool, sur le modèle des Alcooliques anonymes. Cependant, plusieurs antennes locales de la Ligue contre le cancer organisent des groupes d'entraide, de parole, de soutien (avec aussi, par exemple, des séances de gymnastique ou de sophrologie). On retrouve l'équivalent au Québec, en Suisse, en Belgique. Des stations thermales proposent également des aides.

Gardez pour vous le temps gagné !

Fumer prenait du temps, gardez pour vous ces précieux instants gagnés sur le tabac.

Calculez la durée totale, sur une journée ou une semaine, que vous passiez à fumer. À raison de 5 minutes par cigarette, plus le temps nécessaire à l'aller-retour à l'extérieur quand vous étiez dans un lieu public.

Comptons 8 minutes par cigarette, ce n'est sans doute pas exagéré. Si vous fumiez un paquet par jour, voilà 160 minutes, 2,6 heures par jour de dégagées (dont vous pouvez éventuellement soustraire le temps de pause que vous conservez au travail – *voir p. 56*). Il vous reste probablement 10 à 15 heures par semaine !

Ne gaspillez pas ce temps-là, utilisez-le pour vous : pour une activité physique (*voir p. 66*), aller au cinéma, lire, méditer, ou ne rien faire tout simplement.

Soyez fier de vous !

Parce que ce que vous faites est vraiment très bien et pour vous, et pour ceux que vous aimez.

QUEL BEAU RÉSULTAT !

Quand l'arrêt est bien conduit, il se peut que personne ne se rende compte que vous ne fumez plus, car vous ne serez ni tendu ni de mauvais poil. Dans ce cas, personne ne vous félicitera. Et même si au début, tout le monde s'est extasié, par la suite, cela leur paraît normal, alors que pour vous, le chemin est encore long, il faut tenir la route.

C'est très décevant de ne pas/ne plus recevoir de soutien… **Autocongratulez-vous, encouragez-vous**, ce que vous faites est formidable ! Vous vous sauvez du tabac. **Vous brisez vos chaînes**. Et vous n'enfumez plus votre entourage.

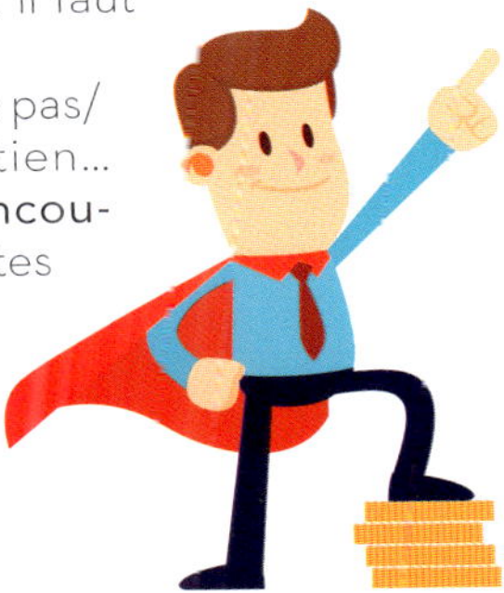

Vous n'êtes pas radicalement transformé ? Ne soyez pas déçu

Les bénéfices de l'arrêt du tabac ne sont pas forcément visibles ou spectaculaires.

➤ Fumer fait vieillir plus vite. Mais en arrêtant, vous n'allez pas rajeunir ! Vous vieillirez à nouveau au rythme des non-fumeurs. Si vos cheveux ne sont pas naturellement souples et brillants, ils ne le deviendront pas au prétexte que vous avez arrêté de fumer. **Ainsi, on peut très bien ne pas constater d'amélioration immédiatement visible.** Pourtant, soyez-en sûr, arrêter de fumer **est toujours bénéfique**.

➤ Certains fumeurs n'ont jamais vraiment perdu ni le goût ni l'odorat. Si vous êtes dans ce cas, l'arrêt du tabac n'entraînera pas d'amélioration à ce niveau. On ne retrouve pas ce qu'on n'a pas perdu ; cela veut dire aussi que rien n'a été abîmé.

➤ Inversement, malheureusement, certaines destructions sont irrémédiables. Ce n'est pas pour autant qu'arrêter ne sert à rien et que vous pouvez autant reprendre. Rien n'est plus faux (*voir p.* 16, 82, 84), votre corps s'abîmera moins vite, et le gain en qualité et en espérance de vie est toujours mesurable.

J'AI ARRÊTÉ DE FUMER MAIS JE TOUSSE ENCORE

Dans les premiers temps de l'arrêt, on tousse même plus que lorsqu'on fumait. C'est normal, ce sont les bronches qui reprennent leur activité naturelle. En effet, elles sont tapissées de cils vibratiles, qui bougent en permanence pour faire remonter les saletés inhalées. Or, quand on fume, ce tapis roulant est pratiquement paralysé, et les poumons s'encrassent. À l'arrêt du tabac, le processus de nettoyage refonctionne : les cochonneries stockées dans les poumons remontent, arrivent dans la gorge, et on tousse pour les expulser. Quand le grand ménage sera terminé, cela passera.

Vous patinez ?

Ça bloque : vous avez la sensation que vous n'y arriverez pas, vous ne tenez pas le coup.

CHERCHEZ L'ERREUR

Relisez vos notes et revoyez votre parcours d'un œil neuf, pour comprendre ce qui a pu vous échapper. Un remplacement non compris peut faire capoter l'ensemble (*voir p. 40*). Parfois, il suffit d'avoir commencé à un moment non adapté pour vous (un stress au travail, par exemple).

Ne laissez pas tout tomber : n'hésitez pas à changer de méthode, ou à consulter votre médecin traitant ou un tabacologue. Tabac info service propose une aide par téléphone (39 89 – service gratuit hors coût de l'appel).

➤ **Vous avez peur de grossir ?** Consultez un(e) nutritionniste ou un(e) diététicien(ne) et n'oubliez pas le sport. Il y a aussi une autre façon de voir les choses : ces quelques kilos en plus sont ceux de la victoire (car objectivement, ne valent-ils pas mieux qu'une maladie incurable ?).

➤ **Vous craignez de déprimer ?** C'est loin d'être le cas de tout le monde. En outre, si vous vous faites suivre et traiter, l'épisode dépressif passera rapidement. Et vous irez tellement mieux après que vous vous demanderez pourquoi vous ne l'avez pas fait avant (*allez aussi p. 72*) !

LES MÉDICAMENTS ANTITABAC

Selon votre profil, votre médecin peut vous prescrire des médicaments spécifiques du sevrage tabagique. Ils réduisent le plaisir de fumer et aident à surmonter les symptômes du manque. Il y a :

– la varénicline (Champix®), qui se fixe sur les récepteurs à la nicotine présents dans le cerveau, comme une clé différente entrant dans une même serrure. Ce faisant, elle empêche la nicotine de s'y fixer : fumer n'apporte plus le même effet.

– le bupropion (Zyban®), qui fait partie de la famille des antidépresseurs, mais dont on ne sait pas comment il fonctionne dans l'arrêt du tabac.

RÈGLE 47

Vous êtes en meilleure santé

Vous ne fumez plus : c'est automatique, vous allez mieux. Même si vous ne constatez rien sur le moment [*voir p. 78*], vous êtes plus en forme et vos perspectives d'avenir sont autrement meilleures qu'avec le tabac.

Les bénéfices de l'arrêt du tabac se manifestent dès les premières heures d'arrêt, et vont évidemment croissant avec les semaines, les mois et les années qui passent. **Les repères suivants sont indicatifs :**

- **20 minutes** : votre pression artérielle revient à la normale, de même que votre rythme cardiaque ;
- **3 heures** : vous avez moitié moins de monoxyde de carbone dans le sang, du coup, vos cellules sont mieux oxygénées ;
- **15 heures** : le monoxyde de carbone est entièrement éliminé ;
- **24 heures** : vos poumons commencent à éliminer les mucosités et les goudrons ; votre risque d'infarctus est déjà réduit ;

➤ **48 heures** : vous n'avez plus de nicotine dans le corps ! Vos sens du goût et de l'odorat se rétablissent ;

➤ **72 heures** : votre capacité pulmonaire augmente, vous respirez mieux ;

➤ **2 semaines à 9 mois** : vous êtes moins fatigués, et avez plus de souffle ;

➤ **1 an** : votre risque d'AVC (accident vasculaire cérébral) et celui de faire infarctus ont été divisés par deux ;

➤ **5 ans** : votre risque de cancer du poumon, de la gorge, de l'œsophage, de la vessie, à son tour, a été réduit par deux ;

➤ **10 ans** : votre risque de développer un cancer du poumon est désormais identique à celui d'un non-fumeur ;

➤ **15 ans** : votre risque de maladie coronarienne lié au tabac est le même que celui d'un non-fumeur.

Vous libérer de la cigarette va aussi augmenter votre fertilité si vous souhaitez avoir un enfant et, monsieur, va réduire vos risques d'impuissance.

Vous améliorez aussi la santé de votre entourage, car le tabagisme passif est loin d'être sans conséquence sur la santé.

Vous êtes en meilleure santé (suite)

Vous allez gagner en espérance de vie. N'est-il pas affligeant de partir plus tôt parce qu'on s'est soi-même empoisonné(e) ?

UNE MEILLEURE ESPÉRANCE DE VIE

Si fumer est accompagné d'un risque élevé de décès prématuré, l'arrêt de la cigarette vous permet de **regagner en espérance de vie**.

Ainsi, là où un fumeur compte 8 à 10 ans d'espérance de vie en moins qu'un non-fumeur, un ex-fumeur regagne en moyenne 5,5 années. Ce bénéfice dépend évidemment de l'âge auquel vous arrêtez. Les ex-fumeurs ont aussi moins de risques de vivre en incapacité (en situation de handicap) que les fumeurs. En effet, l'espérance de vie en bonne santé est supérieure de 3,5 ans chez les ex-fumeurs par rapport aux fumeurs.

En fonction de votre âge, voici le gain d'espérance de vie que vous pouvez atteindre en ne fumant plus :

- si vous avez moins de 40 ans, c'est un gain de 10 ans d'espérance de vie ;
- à la quarantaine, environ 9 ans en plus ;
- à la cinquantaine, 6 ans ;
- à la soixantaine, 3 ans.

De fait, **plus tôt vous arrêtez, meilleurs sont les bénéfices**, d'autant plus si vous avez commencé très jeune. Ainsi, si vous arrêtez avant 40 ans, vous retrouvez peu ou prou l'espérance de vie d'un non-fumeur.

Attention, contrairement à ce que l'on peut lire ici ou là sur le Net, **ces chiffres ne veulent pas dire qu'il est sans danger de fumer avant 40 ans** ! Il s'agit de statistiques sur l'ensemble des fumeurs et non-fumeurs : de même que certains non-fumeurs meurent de maladie de façon prématurée, certains fumeurs ou fumeurs passifs de moins de 40 ans développent un cancer du poumon. Les facteurs génétiques (par exemple le fait d'avoir un proche ayant eu un cancer) ou hormonaux jouent un rôle important.

Ne baissez pas la garde

Vous ne serez plus jamais un non-fumeur : vous êtes pour toujours un ex-fumeur, car votre cerveau a connu la drogue tabac.

DÉJOUEZ LES ENVIES-RÉFLEXES

Ne vous laissez pas surprendre par les envies-réflexes, qui peuvent survenir sans crier gare des années après avoir arrêté. Par exemple, vous ne fumez plus depuis 2 ans, et vous voilà invité(e) à un mariage. Au dernier, vous bavardiez dans le jardin avec d'autres fumeurs. Exposé à la même situation, votre cerveau vous fera la même demande. Mais pas d'inquiétude ! Cette envie ne va durer que quelques minutes et **vous êtes plus fort(e) qu'elle**. À la prochaine invitation, cela passera tout seul.

Soyez particulièrement vigilant aussi dans les situations anxiogènes (un licenciement, un deuil…). Votre cerveau croit que la cigarette apaise (même si ce n'est pas le cas – *voir p. 41*). Ignorez-le, et traitez l'angoisse autrement (*voir p. 54, 58, 60, 62, 72*).

Vous avez refumé une cigarette ? Oubliez-la

Ne culpabilisez pas et oubliez-la, en reprenant là où vous en étiez, comme si vous ne l'aviez pas fumée Mais attention, pas plus d'une !

N'EN FAITES PAS TOUTE UNE HISTOIRE

Vous avez arrêté depuis plusieurs semaines ou mois, et vous avez refumé une cigarette. Est-ce que cela va mieux ? Pas forcément. Est-ce que cela vous a fait du bien ? Pas vraiment. Elle avait probablement très mauvais goût ; dans votre souvenir, fumer était bien meilleur que ça.

Profitez de cette expérience décevante pour ne pas continuer. Pas de défaitisme : ne vous dites surtout pas « fichu pour fichu, je refume » ! Qui n'est jamais tombé en marchant le nez en air ? Relevez-vous et repartez vers votre but.

Attention, s'il y en a une autre derrière, et puis une autre, là oui, il faudra repartir à zéro. Et ne détournez pas mes propos en vous disant qu'une de temps en temps ne compte pas !

Vous avez repris ? Ça n'est pas un échec

Comme lorsqu'on gravit une montagne, on n'arrive pas au sommet tout de suite, il y a des arrêts pour récupérer, et on repart.

UN CHEMIN EN PLUSIEURS ÉTAPES

Il est rare de parvenir à arrêter à la première tentative. Ça arrive, bien sûr, mais dans la plupart des cas, il faut s'y reprendre à plusieurs fois. Et plus on a fait de tentatives d'arrêt, plus on est proche de l'arrêt définitif. Reprendre après un arrêt n'est donc pas un échec, mais l'**une des tentatives qui vous permettront de réussir la prochaine fois** (ou la suivante !).

En effet, on apprend à chaque fois quelque chose. La prochaine fois, vous ne répéterez pas l'erreur qui vous a fait rechuter. Sans doute aurez-vous à reparcourir une partie du cheminement intellectuel qui vous a conduit à l'arrêt (*voir p. 14, 24*), car votre cerveau, satisfait de retrouver sa drogue, vous donnera au début l'illusion que vous êtes soulagé et heureux de refumer.

REMOTIVEZ-VOUS

Pour ré-arrêter, il faudra vous remotiver. Cela vient progressivement, mais vous avez aussi le droit de brûler les étapes et de vous relancer très vite ! D'ailleurs sans doute, au fur et à mesure des arrêts, les périodes pendant lesquelles vous refumez sont de plus en plus courtes.

J'espère par ce livre avoir contribué à vous débarrasser des idées reçues sur l'arrêt qui empêchent d'avancer, et vous avoir donné les outils qui vous permettront de vaincre définitivement la cigarette. Je l'ai souhaité pour vous accompagner tout au long du chemin jusqu'à l'arrêt complet : gardez-le sur votre table de chevet ou dans votre sac à main, il vous aidera quel que soit votre degré d'avancement.